AF592584

SOCIÉTÉ
VÉTÉRINAIRE LANDAISE

Extrait du Compte-Rendu de la séance du 14 Mai 1892

RAPPORT

Adressé à M. le Ministre par le service sanitaire du département des Landes, après un vote motivé de la Société Vétérinaire Landaise.

MOYENS

Ressortant de la loi sanitaire du 21 Juillet 1891, à mettre en pratique pour sauvegarder efficacement l'agriculture et l'hygiène publique.

DAX
Imprimerie-Reliure H. LABÈQUE, rues Neuve et St-Vincent
1892

Monsieur le Ministre,

J'ai l'honneur de vous adresser, conformément à une délibération de la Société Vétérinaire Landaise, un extrait du compte-rendu de sa séance du 14 mai 1892 sur une question dont votre haute sagesse appréciera l'importance.

Notre Société espère, qu'aprés un examen approfondi de cette question qui fait depuis longtemps l'objet d'un litige entre elle et l'administration préfectorale, vous voudrez bien, grâce à votre compétence justement reconnue et à votre sollicitude pour le bien public dont elle se plait à rendre hommage, aplanir des dificultés surgies, comme par enchantemennt, on ne sait d'où ni comment, et mettre ainsi fin à un différend qui est arrivé à un point d'acuité tel, qu'une prompte solution s'impose.

En ce qui me concerne, Monsieur le Ministre, je suis convaincu qu'un esprit aussi éclairé que le vôtre, ne rejettera point les réclamations si bien fondées de notre Société, sans nous fournir des motifs dignes d'être pris en sérieuse considération.

Dans l'attente de votre réponse que vous voudrez bien adresser à notre honorable Président M. Domecq, vétérinaire à Hagetmau, permettez à votre humble et dévoué serviteur de vous présenter l'hommage de sa considération la plus distinguée.

J. DEHÈS,
Vétérinaire à Sort, Secrétaire
général de la Société Vétérinaire Landaise.

MOYENS

Ressortant de la loi sanitaire du 21 Juillet 1881

A METTRE EN PRATIQUE

POUR SAUVEGARDER EFFICACEMENT L'AGRICULTURE & L'HYGIÈNE PUBLIQUE

LA SOCIÉTÉ :

Considérant que le service sanitaire du département des Landes ne peut plus s'exécuter dans les conditions qui sont faites aux vétérinaires sanitaires ; que la situation aussi étrange que pénible, qui les place chaque jour dans l'alternative ou de violer la loi, ou de la mettre en exécution en ruinant leurs clientèles, n'est plus tenable ;

Considérant le grave préjudice résultant de cet état de choses pour les intérêts agricoles menacés et l'hygiène publique compromise, décide à l'unanimité :

1° Qu'il y a lieu pour assurer l'exécution de la loi du 21 juillet 1881, dans ses principales dispositions et notamment celles de l'article 13, de réglementer la vente des animaux malades.

2° Que le rapport de M. Noguiès présenté à la Société à la séance de ce jour, sera comme exposé de motifs, adressé dans le plus bref délai, par les soins des membres du bureau à M. le Ministre de l'Agriculture.

RAPPORT DE M. NOGUIÈS

§ I. — Messieurs, je désire vous présenter quelques considérations au sujet de la question si intéressante, si sérieuse et si grave en même temps que vous avez inscrite à votre ordre du jour.

La loi de police sanitaire par son article 3 impose à toutes les personnes qui ont la charge des soins ou la garde des animaux atteints ou soupçonnés d'être atteints de maladies contagieuses d'en faire la déclaration au Maire de la commune où se trouvent ces animaux. Cette même obligation est imposée aux vétérinaires.

Or de toutes ces personnes, il n'y a que les vétérinaires qui fassent cette déclaration parce que nous ne devons pas, nous ne pouvons pas ignorer la nature des maladies que nous sommes appelés à soigner. Les empiriques, les phlébotomistes de tout acabit, et Dieu sait s'ils sont nombreux dans nos campagnes, les maréchaux-ferrant, dans les villes, étant censés de droit, sinon de fait, ignorer les maladies qu'ils soignent, échappent à l'obligation de faire cette déclaration. Aussi leurs clients, voisins des nôtres, ne connaissent aucun des ennuis qui résultent de l'application des mesures sanitaires prescrites par l'administration. Leurs animaux malades circulent librement d'étape en étape, de marché en foire, sans aucun obstacle, et s'ils sont incapables, vu l'état avancé de la maladie, d'accomplir ces déplacements, ils sont abattus sur place par des bouchers interlopes, qui, opérant toujours clandestinement, livrent leur viande au commerce ou l'expédient aux fournisseurs des troupes.

Cette disjonction de choses homogènes crée une situation étrange qui jette un discrédit complet sur l'exercice de la médecine vétérinaire sanitaire, et resserre de plus en plus le cercle de son action au grand détriment de la fortune publique et de l'hygiène générale.

L'article 13 de la loi précitée interdit la vente des animaux atteints ou suspects de maladies contagieuses. Jamais à aucune époque il ne s'est vendu autant d'animaux atteints de ces maladies et surtout de la tuberculose. En effet, sous l'empire de la loi de 1838, la phtisie pulmonaire étant rédhibitoire, les animaux de l'espèce bovine atteints de tuberculose étaient sacrifiés pour la boucherie parce que leurs possesseurs se seraient bien gardés de s'exposer aux suites préjudicielles de la rédhibition. La viande que ces animaux fournissaient à la consommation ne pouvait aucunement nuire à la santé publique parce qu'ils étaient sacrifiés avant l'épuisement par le travail et les progrès de la maladie.

Aujourd'hui, tout est changé, et dans quel sens grand Dieu ! Les animaux tuberculeux restent dans le commerce, ils sont vendus et revendus et leur vente est déclarée licite et parfaite par les tribunaux. Sous le couvert de cette jurisprudence, ici discutée, et reprise en sous main par des jurisconsultes éminents qui l'ont comme nous, déclarée inique et illégale, les dits animaux tuberculeux continuent à infecter toutes les étables où ils sont introduits ; à fournir à l'alimentation un lait insalubre et finalement une viande malsaine parce qu'ils ne sont sacrifiés que lorsqu'ils sont arrivés à un état de consomption qui ne permet plus d'en tirer parti ni pour la production du travail, ni pour la production du lait. Il y a plus. Etant donné que les produits emportent du sein de leur mère sinon le germe de la maladie dont elle est atteinte, mais le tempérament et la mauvaise constitution qui sont son apanage, il en résulte que ces produits sont fatalement condamnés à devenir tuberculeux à moins, de se trouver dans un milieu propre à modifier leur organisation défectueuse. De là dégénérescence de la race, perte pour le producteur et finalement diminution de la richesse agricole.

Au premier abord, il semblerait que ces considérations fussent bien fixées dans l'esprit du législateur qui, connaissant toute l'étendue du mal, a voulu parer à ce mal par l'article 31 de la loi précitée qui punit de l'amende et de la prison tous ceux qui auraient vendu des animaux atteints ou soupçonnés d'être atteints de maladies contagieuses. Mais il n'en est rien, et cette sage disposition est annulée par le 2e paragraphe du même article qui établit que pour être passible de ces pénalités, il faut que le vendeur connaisse ou soupçonne la maladie dont est atteint l'animal qu'il vend.

Le législateur, messieurs, ne pouvait trouver rien de mieux pour favoriser la vente des animaux atteints de maladies contagieuses, c'est-à-dire introduire partout les germes de contage, favoriser la fraude et tromper les acheteurs.

Donc : en droit, le vendeur d'un animal malade ne connaîtra jamais la nature de la maladie dont son animal est atteint. En fait, il la connaîtra toujours ; car s'il ne la connaissait pas, il ne serait pas excusable attendu qu'il n'avait qu'à faire examiner son animal par un vétérinaire pour ne pas l'ignorer. Mais il préfèrera toujours sous la recommandation d'un empirique, rester dans l'ignorance légale pour avoir le droit d'échanger contre bon argent comptant, une marchandise propre à être enfouie.

Une telle situation qui livre les honnêtes gens aux escrocs, tout en compromettant la fortune et l'hygiène publiques. Une situation qui semble créée exprès pour être exploitée par les empiriques qui tendent chaque jour à prendre la place des vétérinaires qui, eux, ne peuvent pas, ne doivent pas ignorer l'existence des maladies contagieuses et sont de par la loi obligés d'en faire la déclaration, mériterait je suppose qu'on en fit une étude sérieuse et approfondie et surtout qu'on daignât écouter les doléances de ceux qui, étant chaque jour témoins de ces faits regrettables, indiquent les moyens de les prévenir sans avoir à les réprimer.

Opérant dans cet ordre d'idées, notre Société envoya des délégués à M. le Préfet pour lui exposer les vues du service sanitaire des Landes, l'impuissance de ses moyens d'action, et l'état déplorable de la situation.

M. le Préfet accueillit nos délégués avec de belles paroles et de bonnes promesses et ce fut tout. Un an se passe, nouvelle réunion de la Société et nouvel envoi de délégués. Cette fois, M. le Préfet prie nos délégués de vouloir bien lui présenter un projet d'arrêté qui fixe définitivement la matière à réglementer. Une seconde année se passe. Il faut attendre la réunion de la Société pour discuter cette proposition. Après avoir mûrement délibéré, la Société adopte le projet suivant que M. le Président adresse à M. le Préfet :

« Vu la loi sur la police sanitaire du 21 juillet 1881 et principalement les dispositions de l'article 13 de la présente loi ;

« Vu le décret du 28 juillet 1888 qui classe la tuberculose dans la catégorie des maladies contagieuses ;

« Vu le règlement d'administration publique du 22 juin 1882 et notamment les articles 22 (§ 5) et 30 (§ 9) :

Considérant que des animaux atteints de maladies contagieuses ou contaminés continuent à être exposés en vente ;

Considérant que des animaux dont la viande est destinée à la consommation sont abattus dans les communes sans examen préalable de leur état sanitaire ; qu'il résulte des rapports à nous adressés par le service sanitaire que les dits animaux sont généralement atteints de maladies graves contagieuses ou incurables, que leur viande malsaine ou insalubre peut porter un grave préjudice à la santé publique et principalement à l'hygiène de l'armée où elles s'écoulent généralement.

Par ces motifs,

ARRÊTONS :

Article Premier. — Il est absolument interdit d'abattre en quelque lieu que ce soit des animaux pour la boucherie sans qu'ils aient été visités préalablement par un vétérinaire.

Art. 2. — Les viandes dépecées ne pourront être mises en vente que sur la présentation d'un certificat ou avec une empreinte du vétérinaire sur les quartiers pour éviter toute substitution.

Si l'abatage a eu lieu le boucher sera tenu de laisser adhérents aux parties respectives, le poumon, le foie, la rate et la vessie.

Art. 3. — Les bœufs et vaches malades ne pourront être exposés en vente qu'autant que leurs conducteurs seront pourvus d'un certificat d'un vétérinaire indiquant la nature des affections dont ils sont atteints, et certifiant en outre que les dits animaux ne sortent pas d'une étable infectée.

Art. 4. — MM. les Commissaires de police, les chefs de brigade dans chaque canton sont chargés de l'exécution du présent arrêté qni sera publié dans chaque commune les deux dimanches qui suivront son insertion dans le recueil des actes administratifs. Un exemplaire sera adressé à chaque vétérinaire sanitaire.

Que demandait en somme notre Société? C'était de régulariser un usage généralement pratiqué et surtout de faire rentrer dans la règle commune les cas des animaux malades dont la viande est impropre à la consommation et que la lésinerie mal entendue des Sociétés de garantie du bétail s'obstinait à livrer au commerce interlope de racoleurs sans aveu, opérant pour le compte de petits bouchers ou des fournisseurs de la troupe, lesquels comptent si bien sur ce débouché qu'ils sont arrivés à soumissionner la livraison de la viande au prix incroyable de 70 à 90 centimes le kilogramme.

C'était en somme donner force de loi à la circulaire d'un de ses honorables prédécesseurs, le regretté M. Paitel qui n'a laissé parmi nous que de bons souvenirs et des regrets, laquelle circulaire en date du 15 juillet 1886 s'exprime ainsi dans un de ces alinéas :

« En ce qui concerne les animaux malades mis en vente
« il est indispensable de mettre les propriétaires ou
« vendeurs en demeure de produire un certificat d'un
« vétérinaire constatant la nature et le degré de la
« maladie. »

Quelque temps après l'envoi du projet de la Société, M. le Prefet répond par l'arrêté suivant en date du 22 juin 1889 :

Vente de la viande de Boucherie

ARRÊTÉ :

Nous, Préfet des Landes, Officier de l'instruction publique, etc.

Vu la loi du 21 juillet 1881 et les décrets du 28 juillet 1881 et 28 juillet 1888 sur la police sanitaire des animaux ;

Vu le décret du 22 juin 1882, portant règlement d'administration publique pour la loi sus-visée ;

Vu l'arrêté préfectoral du 1er janvier 1885, portant exécution et organisation du service des épizooties dans le département ;

Vu les lois des 14, 22 septembre 1789, 16, 24 août 1790 et 19, 22 juillet 1791 ;

Vu l'art. 99 de la loi du 5 avril 1884 ;

Considérant que la Péripneumonie contagieuse n'a pas complètement disparu du département et que, d'autre part, des viandes mortes sont introduites dans certaines communes sans que les vendeurs ou acquéreurs justifient qu'elles ne proviennent pas d'animaux non atteints ou suspects de maladies ;

Considérant qu'il importe dans l'intérêt de la santé publique, de prendre des mesures pour qu'aucune viande insalubre ne puisse être mise en vente et livrée à la consommation,

ARRÊTONS :

Article premier. — Il est défendu d'exposer en vente et de vendre la viande provenant de bestiaux de l'espèce bovine morts de maladie ou dont l'abattage aura été prescrit par mesure de police.

Art. 2. — Les animaux morts par suite de maladies seront enfouis à 2 mètres de profondeur et à une distance de 100 mètres au moins de toute habitation.

Art. 3. — L'état sanitaire des bœufs, vaches et moutons devant servir à l'alimention publique, sera constaté dans toutes les communes, avant l'abattage par un certificat délivré par un vétérinaire sanitaire. Les viandes dépecées ne pourront être mises en vente que sur la présentation de ce certificat et avec l'empreinte du vétérinaire sur les principaux morceaux pour éviter toute substitution.

Art. 4. — Sont abrogés les Arrêtés préfectoraux du 12 mai 1874, et 15 janvier 1884, et en outre toutes les dispositions préfectorales ou municipales, en ce qu'elles ont de contraire au présent arrêté.

Art. 5. — MM. les Maires, M le Commandant de Gendarmerie, et MM. les Commissaires de police, sont chargés de l'exécution du présent arrêté qui sera inséré au Recueil des actes administratifs.

Mont-de-Marsan, le 22 juin 1889.

Le Préfet des Landes,
E. FRÉDÉRIC MASCLE.

Dès qu'ils eurent connaissance de cet arrêté MM. les délégués de la Société se transportèrent de nouveau à la Préfecture pour faire respectueusement remarquer à notre premier Magistrat que les mesures prescrites par son arrêté étaient incomplètes. Qu'ils n'avaient pas mandat pour en discuter le fond, mais qu'ils pouvaient affirmer que tous leurs collègues avaient éprouvé la plus grande des déceptions dès qu'ils en avaient eu connaissance et qu'ils ne seraient pas étonnés si la Société, à sa prochaine réunion, prenait une délibération pour engager les membres du service sanitaire à dégager publiquement leur responsabilité devenue trop compromettante.

M. le Préfet répondit qu'il ne demandait pas mieux que de faire droit aux réclamations de la Société vétérinaire landaise qu'il croyait fondées, qu'il allait officieusement présenter le projet qu'elle lui avait adressé à la délibération du Conseil général et qu'il se conformerait à sa décision.

Arrive la réunion du Conseil général où M. le Préfet expose la question de la manière suivante :

« La péripneumonie contagieuse n'ayant pas complète-« ment disparu du département. »

Un Membre. — Il n'y a donc que la péripneumonie contagieuse qui soit à l'ordre du jour. Et les maladies charbonneuses, et la tuberculose, etc., bien autrement graves au point de vue de l'alimentation de la population ne méritent donc pas une mention ?

« Et d'autre part des viandes mortes suspectes ayant « été introduites dans certaines communes, j'ai pris à la « date du 22 juin 1889 un arrêté pour réglementer la vente « de la viande de boucherie.

« Le service sanitaire constitué par un arrêté préfectoral « du 1er janvier 1885 me fait remarquer qu'il y aurait lieu « de compléter ce règlement par d'autres dispositions afin « d'empêcher et de prévenir certains abus qui ont été « relevés sur quelques points du département. Il demande

« notamment qu'aucun animal malade ne puisse être mis « en vente sans un certificat d'un vétérinaire.

« Bien que l'affaire ne rentre pas dans les attributions « du Conseil général, je vous la soumets néanmoins parce « qu'elle me paraît avoir un caractère d'intérêt départe- « mental. Je vous serai donc obligé de me donner à titre « officieux, votre avis sur la question.

« Pour vous mettre à même de formuler votre opinion « en connaissance de cause, je placerai sous vos yeux « l'arrêté précité du 22 juin 1889 ainsi que le projet de « règlement qui m'a été présenté par la Société vétérinaire « landaise. »

A la suite de ce rapport une commission est nommée composée de MM. Gaube, de Guilloutet, de Dampierre, Navarre, Laussuy, L'Huillier, de Ravignan, Boulart, Dubedout pour examiner la question.

M. Dubedout, rapporteur, propose le projet de délibération suivant qui est adopté :

LE CONSEIL,

« Vu les observations présentées par la Société vétéri- « naire landaise d'abord sur la vente de la viande de « boucherie, ensuite sur l'obligation à imposer à tout « conducteur d'animal malade exposé en vente d'être « muni d'un certificat de vétérinaire.

« Considérant que M. le Préfet prie le Conseil de vouloir « à ce sujet exprimer officieusement son avis :

« Sur le premier point dit que satisfaction complète a « été déjà donnée par l'arrêté préfectoral en date du « 22 juin 1889.

« Sur le second point dit n'y avoir lieu d'en faire une « règlementation de police. »

« Une discussion s'engage à ce sujet, y prennent part : « MM. Demoulins de Riols, Darmusey et Lestage.

« M. Lestage demande que l'administration nomme « vétérinaires sanitaires tous les vétérinaires qui en font « la demande. »

« M. le Préfet répond que la situation financière « s'oppose à ce qu'il soit fait droit à cette proposition. »

Je ne voudrais pas manquer de déférence envers les membres du Conseil général. Je ne voudrais pas même les accuser d'avoir rejeté le projet avant de l'avoir examiné, mais je ne puis m'empêcher de déplorer que des hommes sérieux ou généralement reconnus comme tels, mais dont la compétence peut sans offense être contestée, n'aient point eu recours aux lumières de la commission instituée par notre Société qui se fut empressée de rétablir le débat au lieu et place d'où il n'aurait pas dû sortir.

Le Conseil général eut alors très certainement vu : que l'arrêté préfectoral ne règlementait que les viandes de boucherie et ne s'occupait aucunement de l'application de la loi de police sanitaire qui était cependant la plus directement visée dans le projet de la Société. Il aurait aussi apprécié toute l'importance du service sanitaire et acquis la certitude que les mesures par lui réclamées s'imposent.

En effet, l'absence de mesures de police administrative permet aux animaux malades, quelle que soit d'ailleurs la nature de la maladie dont ils sont atteints, de circuler librement et d'infecter tous les lieux où ils séjournent. Il n'est pas rare, de voir éclore dans certaines étables des maladies contagieuses dont on ne peut s'expliquer l'origine au premier abord, mais si on se donne la peine de procéder à une enquête sommaire, on s'aperçoit bien vite que la cause de ces maladies vient de ce que des animaux sains ont remisé dans les mêmes lieux que des animaux malades qui attendaient là des acquéreurs sans aveu.

Si je veux maintenant, faire l'analyse des faits et circonstances qui ont amené le rejet du projet de notre Société, j'avoue que je me trouve grandement embarrassé. On a discuté, dit le compte rendu de la séance du Conseil général, mais où se trouvent les éléments de cette discussion ? Je ne vois guère comme sujet de dissertation, un peu hors de propos, que la réforme libérale proposée par M. Lestage. Je dis hors de propos, attendu que le service sanitaire est précisément établi à l'insu du Préfet, sur les bases posées par l'honorable conseiller. Je dis aussi à l'insu du Préfet puisque ce dernier répond que la situation financière s'oppose à ce qu'il soit fait droit à cette réclamation.

Je le demande ? Que peut faire à la situation financière départementale, lorsqu'un service se fait par vacations, que le crédit alloué soit absorbé par quarante, au lieu de l'être par trente, par vingt, par dix, par un ? Le budget départemental n'a rien à perdre à cela assurément ; et les contribuables ont au moins, en cette occurence, la satisfaction d'avoir un service parfait et complet, dont on peut vérifier les comptes, en ne payant que le travail réel le prix qu'il coûte.

Il existe d'autres paralogismes dans l'esprit de notre Préfet, j'examinerai si vous le permettez l'article premier de son arrêté ainsi conçu :

Article Premier. — Il est défendu d'exposer en vente et de vendre la viande provenant de bestiaux morts de maladie ou dont l'abatage aura été prescrit par mesure de police.

Comparons la dernière disposition de cet article avec l'article 26 du règlement d'administration publique du 22 juin 1882.

Article 26. — La chair des animaux abattus pour cause de péripneumonie contagieuse ne peut être livrée à la consommation qu'en vertu d'une autorisation du maire sur l'avis conforme du vétérinaire délégué.

Comparons là encore avec l'article 11 de l'arrêté ministériel du 28 juillet 1888.

Art. 11. — Les viandes provenant d'animaux tuberculeux sont exclues de la consommation :

1° Si les lésions sont généralisées, c'est-à-dire non confinées exclusivement dans les organes visceraux et leurs ganglions lymphatiques.

2° Si les lésions bien que localisées ont envahi la plus grande partie d'un viscère, ou se traduisent par une éruption sur la paroi de la poitrine ou de la cavité abdominale. Ces viandes exclues de la consommation ainsi que les viscères tuberculeux ne peuvent servir à l'alimentation des animaux et doivent être détruites.

Ainsi, l'article 1er de l'arrêté préfectoral est en contradiction avec le règlement d'administration publique et l'arrêté ministériel précités qui autorisent la vente des animaux atteints de maladies contagieuses dans des conditions déterminées. Et alors, quelle valeur légale cet article peut-il avoir ? Quelle est l'application qu'il comporte?

Enfin les articles 2 et 3 dudit arrêté n'ont aucune raison d'être attendu que les articles 4, 90 et 92 du Règlement précité prévoient les mêmes cas. Il n'y a qu'à en assurer la mise en vigueur.

En résumé, l'arrêté préfectoral, approuvé par le Conseil Général, est une opposition à la loi par son article 1er et réédite inutilement celle-ci dans ses autres dispositions.

Ici se présente à mon esprit une réflexion : comment se fait-il que le Conseil Général ait approuvé l'Arrêté préfectoral dont je viens de démontrer l'inutilité, et rejeté le projet de notre Société sans fournir ni motifs, ni raisons ?

Je dois à la vérité de dire : que l'opinion que je m'étais formée de notre assemblée départementale sur des racontages de coulisses, et que je vous ai fait entrevoir dans la première partie de cette dissertation s'est modifié de fond en comble lorsque j'ai eu le plaisir de lire le compte-rendu de sa dernière séance que vous me permettrez de reproduire ici :

Service sanitaire relatif aux Epizooties dans le département des Landes

M. Froustey, rapporteur, au nom de la commission d'administration. — Ce rapport dont je suis chargé de donner acte à

M. le Préfet, indique les moyens à employer pour atténuer dans la plus grande mesure possible les effets des maladies épidémiques sévissant sur les animaux domestiques.

Il est question plus particulièrement de la morve, de la rage, du charbon, de la tuberculose, etc., etc.

En tête de tous les conseils donnés, je citerai la surveillance rigoureuse a exercer sur les chiens hydrophobes et sur leurs congénères inoculés par des morsures.

Les municipalités ne sauraient trop être vigilantes pour abattre tous les animaux suspects.

Parlant de la péripneumonie et de la morve, maladies essentiellement contagieuses, l'auteur indique l'organisation d'une surveillance active à la frontière des Pyrénées, car il est prouvé surabondamment que la péripneumonie est introduite dans les Landes par les bestiaux venant d'Espagne et du Pays-Basque, en traversant le département des *Basses-Pyrénées*.

Quant à la tuberculose qui menace non seulement nos animaux domestiques les plus utiles, mais encore l'homme, il convient, à mon avis, d'agir sans perdre du temps, d'obliger MM. les vétérinaires de visiter tous les abattoirs, ceux des villes et plus particulièrement les abattoirs des campagnes, parce que c'est de là, que le plus souvent proviennent les nombreux cas de phtisie dépendant particulièrement de *l'ingestion des viandes contaminées*.

Et à cet effet, il serait sage de faire savoir aux populations que les viandes contaminées ou suspectes peuvent devenir inoffensives en portant la cuison à 120 degrés. La température de 100 degrés est capable de détruire les spores bacillaires qui engendrent la phtisie et la température plus élevée tue irrémédiablement le bacille adulte de Koch qui exerce les plus terribles ravages. Ce que j'avance a d'autant plus d'importance, qu'il meurt en France plus de cent mille tuberculeux.

Je ne connais pas exactement la proportion pour laquelle entre dans cette mortalité le département des Landes, mais j'estime que, sans rien exagérer, il en meurt plus de 400.

Et en admettant que la cause de la contagion provient pour la moitié des cas de viande on de lait ingérés, l'autre moitié se contaminant par les voies respiratoires, nous pourrions épargner la mort de près de deux cents malades annuellement ; vous rendrez donc, Messieurs, un immense service au département, si vous pouvez tarir les sources de contagion. Vous le pouvez et pour arriver à ce résultat, je ne crois pas être exigeant en demandent au Conseil Général le vote d'un supplément de crédit de 200 fr. exclusivement affecté au traitement des vétérinaires qui mettront tout leur zèle et leur dévouement à remplir leur tâche un peu moins rémunérée.

Il est souvent question de la décroissance de la population en France. et, notamment dans le département des Landes.

Que cette décroissance provienne du défaut de natalité ou du trop grand nombre de décès, il convient de s'en occuper sérieusement quand il y a des existences à sauver, et quand on peut les sauver, il est du devoir de tout patriote de faire tous ses efforts pour arrêter cette décroissance qui nous met dans un état d'infériorité reconnue devant les nations ennemies qui nous guettent.

M. Jumel. — J'appuie la proposition de la Commission.

M Darmuzey. — Il serait nécessaire d'instituer un inspecteur dans chaque commune, afin de ne pas laisser abattre les animaux sans examen préalable. Cette mesure devrait être prescrite par M. le Préfet.

M. Lacroix. — Il s'agit là d'une dépense absolument communale.

M. Poisson. — M. le Préfet devrait appeler l'attention des Maires sur cette question.

M. le Préfet. — Je dois faire connaître au Conseil que jusqu'ici, le crédit de 1200 fr. a été suffisant pour le service des épizooties.

L'année derniere, par suite de circonstances exceptionnelles, la dépense a été supérieure, elle s'est élevée à 1375 fr. et une somme de 175 fr. a été prévue au budget rectificatif pour faire face à la dépense supplémentaire. Je ne m'oppose pas à une augmentation de crédit, mais à la condition que les vétérinaires seront toujours payés d'après le tarif actuellement en vigueur et qui a toujours été accepté sans difficultés.

M. Jumel. — Personne de vous n'ignore ce qui s'est passé à Pécorade, à la suite d'une maladie charbonneuse, un équarrisseur est mort et il est certain que si ce service jouissait d'un crédit plus élevé, il pourrait être mieux surveillé.

M. le Président met aux voix les conclusions de la commission, qui sont adoptées.

Eh bien ! Lorsque je vois nos représentants au Conseil Général aborder ce débat technique avec une compétence incontestable et conclure :

1° Qu'il résulte de nombreux cas d'infection de personnes par la manipulation et l'usage de viandes insalubres.

2° Par l'insuffisance de cuisson.

Lorsque je les vois surtout, pour arriver à leur but, voter pour le service sanitaire un supplément de crédit que personne ne réclame, je crois être en droit de dire que nous avons en présence, non des hommes aux idées étroites, mesquines et rétrogrades, mais de vrais philanthropes et de vrais hygiénistes qui se rendent un compte exact de la situation. Vous savez, mieux que personne messieurs, que je ne prodigue jamais des éloges qui ne soient mérités, et que je suis toujours prêt à rendre justice à la vérité d'où qu'elle vienne. En cette circonstance, la vérité a été dite et bien dite par M. Froustey et si M. Froustey avait examiné dans sa thèse les conditions que doit présenter l'organisme de l'homme pour que le suc gastrique et les sécrétions intestinales puissent jouer un rôle efficace dans la destruction des microbes, je ne ferais aucune différence entre sa thèse et les travaux remarquables faits sur la matière par MM. Brouvier en Belgique, Koch, Lydtin et Gerlach en Allemagne et Baillet en France.

Que s'est-il donc passé alors à propos de notre projet direz-vous? Ce qui s'est passé? Je l'ignore comme vous. Mais en face des louables intentions contenues dans le document que j'ai eu l'honneur de vous lire, je crois être en droit de dire qu'il y a eu un malentendu entre M. le Préfet qui avait pris devant vos délégués l'engagement de défendre le projet de la Société et le Conseil Général qui s'est trouvé en présence d'un règlement acquis qu'il fallait rapporter et d'un règlement nouveau dont on ne lui a pas fait connaître l'économie.

Ce mal entendu Messieurs, est très excusable et quant à moi, loin de condamner le Conseil Général, je l'absous. Permettez-moi de vous exposer le fond de ma pensée. Les éléments de discussion faisant totalement défaut, je le répète, je raisonne sur une hypothèse.

Je suppose donc, que M. Prefet ait dit à MM. les Conseillers : Quelle différence y a-t-il entre mon arrêté et celui qu'on me réclame? Evidemment aucune puisque les animaux abattus pour la boucherie doivent être préalablement visités. A quoi peut alors servir le certificat que le service sanitaire réclame? J'avoue que ce raisonnement spécieux n'était pas très favorable à notre projet, et que d'autres, non moins clairvoyants que les membres du Conseil Général, s'y fussent laissé prendre.

En effet, en théorie, le dilemne posé par M. le Préfet est vrai. En pratique il est faux. Pourquoi ? Tout simplement parce que les animaux malades ne seront pas dutout conduits aux abattoirs où on fait la visite, on s'en garderait bien ! Ils seront abattus là où on ne visite pas, ou mieux abattus clandestinement, et leur viande sera consommée, non par la population des campagnes qui connait trop bien ces brocanteurs interlopes et la qualité des denrées qu'ils livrent à la consommation, mais par la population des villes où elles seront introduites en fraude. Le plus souvent, elles seront expédiées aux fournisseurs des troupes et des établissements publics.

Pauvres soldats ! Pauvres enfants !

Dans le cas de l'Arrêté préfectoral, qui vise-t-on ? Quelques bouchers et tueurs spéciaux qui le violeront à plaisir et que les corrections ne guériront guère.

Dans le cas du projet de la Société, la mesure s'applique à tous les détenteurs d'animaux malades et les sociétés bovines représentées par des personnes sérieuses y regarderont à deux fois avant de se mettre en contravention. Dans le premier cas l'Arrêté sera violé 99 fois sur 100 à moins de vouloir nous faire jouer le rôle d'agents de la police secrète, que nous repoussons avec indignation. Dans le second, la police se fera d'elle-même et les effets salutaires prévus seront assurés.

Mais, comme je l'ai déjà dit, l'arrêté en question, en supposant qu'il ait une valeur hypothétique, reste toujours incomplet. Garantir la bonne qualité des viandes, c'est-à-dire assurer à l'homme une tranquillité parfaite, une nourriture saine et fortifiante est bien un terme de l'équation, mais qui n'est pas suffisant pour résoudre le problème posé. Le second terme est la suppression complète des maladies contagieuses et cette extinction, je la déclare réalisable et sa réalisation la source féconde d'un bien incalculable. Nest-il pas malheureusement trop certain que les poisons épizootiques arrêtent l'extension du progrès agricole, débilitent les races et ruinent les nations en rendant les cultivateurs malheureux et misérables ? Que faut-il pour cela ? L'agencement régulier, d'une, deux, trois dispositions légales au plus dont notre honorable secrétaire général, a fait à notre dernière séance entrevoir l'économie. Mais en attendant la loi à venir, pouvons-nous, sans nous déclarer convaincus de l'èse humanité, rester impassibles spectateurs, des ravages causés par cette faucheuse de l'humanité qu'on appelle la tuberculose, qui enlève chaque année le cinquième de la population ? (1) Ne serions-nous pas gravement coupables, si connaissant, sinon un remède radical, mais un puissant palliatif applicable dans notre région, dans notre département, à ce mal, nous ne cherchions pas à protéger la société contre son invasion ?

Ce puissant palliatif nous ne cessons de le répéter depuis plus de quatre ans, dans nos comptes-rendus, de le dire et redire par la voix de nos délégations à M. le Préfet, est le *certificat d'origine des animaux malades.*

A ce sujet, messieurs, puisque je dois ici plaider la cause de ces certificats, permettez-moi de faire, contrairement à mon habitude un peu d'érudition. Pour la Hollande, l'Angleterre, l'Allemagne, la Belgique, la Suisse, etc., le meilleur moyen de se préserver des maladies contagieuses est le *certificat d'origine et de santé.* En France en vertu de l'article 4 du décret du 6 avril 1883 les animaux introduits doivent être accompagnés d'un *certificat d'origine et de santé* contenant le nombre et le signalement des animaux présentés à la frontière. Voilà ce que le commerce international réclame comme garantie de sécurité pour se préserver des épizooties. Pourquoi cette mesure si sage à la frontière, ne serait-elle pas de mise pour le commerce intérieur ? Ah ! ce ne sont pourtant pas les bons exemples qui manquent ; en Allemagne, en temps ordinaire les

(1) Dr Goupil.

inspecteurs non vétérinaires délivrent des certificats *d'origine et de santé* pour les animaux transportés d'une commune à une autre; mais en temps de danger (épizooties) ces certificats sont délivrés exclusivement par les vétérinaires. (1)

Remarquez que ces certificats sont exigés pour tous les animaux qu'on déplace. Tenant compte de nos mœurs, des nombreuses transactions qui s'effectuent chez nous et du préjudice qu'il y aurait à les entraver, vu qu'elles sont intimement liées à notre régime agricole qui les gouverne, le service sanitaire landais n'a pas cru devoir aller si loin, il s'est contenté de réclamer un *certificat d'origine* indiquant qu'un animal *malade* déplacé n'est point atteint de maladies contagieuses et ne sort pas d'une étable contaminée. Or, comme les animaux vendus malades représentent tout au plus le trentième de la population animale, je ne vois pas à qui la mesure par nous réclamée, et qui nous paraît suffisante pour rendre efficaces les dispositions de l'article 13 de la loi du 21 juillet 1881, peut porter préjudice ou ombrage. (2)

Je conclus, messieurs, en disant : que la question dont il s'agit, a été mal présentée, mal étudiée, mal comprise et surtout mal jugée. La fin de non recevoir à nous donnée par M. le Préfet, appuyée par la décision du Conseil général qu'il a provoquée, n'est pas une raison, encore moins une solution. C'est pourquoi, étant donnée la fausse situation qui nous est faite et la responsabilité, indépendante de notre volonté, qui nous incombe, j'estime qu'il est de notre devoir de la dégager en déposant le service sanitaire. Mais avant de prendre cette grave détermination et pour ne pas laisser en souffrance des intérêts majeurs

(1) Gerlach. La viande alimentaire au point de vue de la police sanitaire. Berlin 1875.

(2) Dans cette évaluation ne sont pas compris les animaux tuberculeux de la première et deuxième période.

dont le public nous demanderait compte, je reconnais qu'il est juste et raisonnable que nous informions le gouvernement de la République, de l'état de la question sanitaire dans le département des Landes. Adressons donc un rapport circonstancié à M. le Ministre de l'Agriculture, faisons appel à ses lumières, à sa haute compétence et à son esprit d'indépendance qui lui feront voir de plus haut que ne l'a vu notre Préfet, une question qui embrasse une si grande masse d'intérêts précieux. (*Applaudissements répétés.*)

www.ingramcontent.com/pod-product-compliance
Ingram Content Group UK Ltd.
Pitfield, Milton Keynes, MK11 3LW, UK
UKHW020542180726
13839UKWH00006B/2661

9 782329 560786